BEI GRIN MACHT SICH IHR WISSEN BEZAHLT

AF167817

- Wir veröffentlichen Ihre Hausarbeit, Bachelor- und Masterarbeit

- Ihr eigenes eBook und Buch - weltweit in allen wichtigen Shops

- Verdienen Sie an jedem Verkauf

Jetzt bei www.GRIN.com hochladen und kostenlos publizieren

GRIN

Stressbewältigung bei Transition von der Kita in die Grundschule

Nelli Kleinschmidt

GRIN ☺

Bibliografische Information der Deutschen Nationalbibliothek:

Die Deutsche Nationalbibliothek verzeichnet diese Publikation in der
Deutschen Nationalbibliografie; detaillierte bibliografische Daten sind
im Internet über http://dnb.d-nb.de abrufbar.

ISBN: 9783346989734
Dieses Buch ist auch als E-Book erhältlich.

© GRIN Publishing GmbH
Trappentreustraße 1
80339 München

Druck und Bindung: Books on Demand GmbH, Norderstedt Germany
Gedruckt auf säurefreiem Papier aus verantwortungsvollen Quellen

Das vorliegende Werk wurde sorgfältig erarbeitet. Dennoch
übernehmen Autoren und Verlag für die Richtigkeit von Angaben,
Hinweisen, Links und Ratschlägen sowie eventuelle Druckfehler keine
Haftung.

Das Buch bei GRIN: https://www.grin.com/document/1436486

Stressbewältigung bei Transition von der Kita in die Grundschule

Präventionen durch das buddY-Programm in einer Kita

Autoren:	Nelli Kleinschmidt
Abgabe:	12.11.2021

Inhaltsverzeichnis

Abbildungsverzeichnis

1. Einleitung

Gesundheit, Gesundsein und Gesundbleiben, sind die Themenschwerpunkte der Gesundheitswissenschaft und gehen auf die Forschungen von Antonovsky (1979) zurück. Seine Fragestellung „nach der Entstehung von Gesundheit" und „was den Menschen Gesund hält", ermöglichte ein neues Feld der Wissenschaften. Mit seinem Modell der Salutogenese, „Salus" (lat.) heißt Heil bzw. Gesundheit und „Genese" (griech.) bedeutet Entstehung bzw. Entwicklung, rückte die Entwicklung von einem Kohärenzgefühl für eine gesunde Lebensweise in den Fokus. Gesundheitsförderung möchte ein höheres Maß an Selbstbestimmung für jeden einzelnen erreichen und Widerstandsressourcen aufbauen (vgl. Ottawa Charta 1986).

Gesundheitsförderung und die Public-Health-Strategie rücken vermehrt in den Mittelpunkt der Gesellschaft. In den aktuellen Medien werden Themen wie „Achtsamkeit" und „Ressourcen" für die Sensibilisierung von Gesundheitsförderung für die Bevölkerung genutzt. In dem psychologischen Artikel von Kuss (2021), in der Rubrik Psychologie vom Sender WDR, SWR und alpha, schreibt sie über die Notwendigkeit von einem Mindset aus dem Buddhismus „Stressbewältigung durch Achtsamkeit". Politisch wird im Sektor des Sozialwesens, besonders in den Kindertageseinrichtungen die Schwerpunkte Gesundheit und Prävention in den Bildungsbereichen (KiBiz, 2020) verankert. Jedoch liegt der Fokus nicht nur auf gesunde Ernährung und Bewegung, sondern die seelische Gesundheit wird vordergründig betont. Das Entwicklungsziel „gesund aufwachsen" im Setting Kita und Schule ist ein Gesundheitsziel das im Präventionsgesetzt vom Bundesministerium für Gesundheit verankert wird (BMG, 2015,2020). In dem „Gute-Kita-Gesetz" (BFSFJ, 2016) ist die Entwicklung von Selbstbestimmung für Kinder vordergründig. Schwerpunkt dabei ist die Förderung der seelischen Gesundheit und der Entwicklung von Resilienz. Besonders Stressbewältigung und Schutzfaktoren, werden aktuell als relevante Einflussfaktoren für die physische und psychische Entwicklung von Kindern gesehen. In der Fachzeitschrift *Kindergarten heute* (2021) wird das Projekt der „Bremer Elternwerkstatt" vorgestellt. Besonders benachteiligte Eltern bekommen hierbei eine Unterstützung ihre Gesundheitsressourcen und Schutzfaktoren weiterzuentwickeln sowie zu stärken. Eine Notwendigkeit der Ressourcenstärkung im Bereich Gesundheit, liegt im Einflussbereich der Eltern. Konkret sind die Erziehungsqualitäten und die kindliche Entwicklung, abhängig von der seelischen Gesundheit und den personalen Ressourcen der Erziehungsberechtigte (S. 33). Die Wichtigkeit in Deutschland belegen mehrere Studien, wie z.B. die KIGGS-Studie, die aktuelle BELLA-Studie und die aktuelle COSPY-Studie vom RKI. Durch die Implementierung von Infektionsschutzmaßnahmen wie die Einschränkung bis hin zum gänzlichen Kontaktverbot in der Pandemiezeit, entstanden im Besonderen für Kinder eine drastische Veränderung ihres gewohnten Alltags. Es ist aus der Forschungsliteratur bekannt, dass solch kritische

Lebensereignisse für Kinder eine stressige Herausforderung darstellen. Stellt sich die Frage für diese Hausarbeit wie folgt:

Welche Zielsetzungen sind spezifisch für die Gesundheitsförderung in Kitas zu erarbeiten, damit ein Kohärenzgefühl im Kindesalter aufgebaut und ein widerstandsfähiger Umgang bei stressbelastenden Situationen, wie z.B. eine Transition entwickelt werden kann?

2. Methodisches Vorgehen

Für die Erstellung der vorliegenden Hausarbeit, wurde eine systematische Literaturrecherche durchgeführt. Um umfangreiche Kenntnisse über die behandelten Thematiken zu gewinnen, wurde Literatur aus dem Bibliothekskatalog der Fachhochschule der Diakonie Bielefeld, der Landesbibliothek Detmold, sowie Literatur aus dem Eigenbestand verwendet. Darüber hinaus wurden die Datenbanken LIVIVO, Opac und Google Scholar für die Recherche genutzt. Folgende Suchbegriffe wurden hierfür in verschiedenen Kombinationen eingegeben:

Gesundheitswissenschaften, Gesundheitsförderung und Public Health
Stressbelastung im Kindesalter, Salutogenese, Kohärenzsinn
Prävention, Stressbewältigungsmethode

Literatur welche sich explizit mit Krankheiten befasst, die in Kombination mit Stress auftreten, wurden nicht berücksichtigt. Die Ergebnisse wurden auf das Stresserleben von Kindern eingegrenzt. Um die Aktualität der Thematik widerzuspiegeln, wurde zudem primär Literatur nach dem Jahr 2014 verwendet. Die Entwicklung in der Gesundheitswissenschaft konnte insofern veranschaulicht werden, als dass in Einzelfällen auch ältere Literatur mit einbezogen wurde. Da die Texte zum Stresserleben, sich überwiegend auf Kinder und Jugendliche beziehen, wurden über die Schlagwort-Funktionen, nach Aussagen in Bezug auf Kindertagesstätten Kindern gesucht. Allgemeinaussagen, welche sich nicht im direkten Sinn auf die Arbeit in Kindertagesstätten bezogen haben, jedoch als aussagekräftig wirkten, wurden ebenso in die Arbeit mit einbezogen.

3. Stressentstehung- und Stressbewältigung im Kindesalter

In dem folgenden Abschnitt der Hausarbeit soll nun die Entstehung und mögliche Bewältigung von Stress am Modell von Lazarus und dem Salutogenese-Ansatz von Antonovsky dargestellt werden.

Das Empfinden oder Benennen von Stress wird dann vermutet, wenn die erlebte Anforderung das verfügbare Bewältigungspotential übersteigt und somit ein Spanungsfeld erzeugt. Nach

Seiffge-Krenke (2007) kann dies mit dem Auftreten von physischen und psychischen Symptomatiken auf verschiedenen Ebenen bzw. mit Anpassungsproblemen verknüpf sein (S. 161). Über einen längeren Zeitraum anhaltende Symptomatiken werden als zusätzlicher Stressor empfunden und können sich wiederum zu Krankheitsauslösern entwickeln. Auch verfestigen sich dadurch negative Folgen für die Stressbewältigung. Um eine differenzierte Ansicht zu erhalten über die verschiedenen Komponenten des Stressgeschehens, wird zu nächst darauf eingegangen, welche potentiellen Stressoren im Kindesalter bei einer Überforderungssituation entstehen können. Danach werden die möglichen Stressreaktionen erläutert und aufbauend wird das Stressbewältigungsmodell von Antonovsky beschrieben.

3.1 Stressformen

Eine Unterscheidung von Stressoren wird nach McNamara (2000) in drei großen Bereich im Kindes- und Jugendalter unterteilt. Damit sind Stressoren auch gleich Risikofaktoren aus der relevanten und direkten Umwelt eines Kindes. Diese werden im Folgenden genauer erörtert.

a) normative Stressoren

Als normativer Stressor werden Ereignisse beschrieben die Zeitgleich oder zu einem bestimmten Zeitpunkt bei den meisten Individuen einer Altersgruppe auftreten können. Hierbei werden die entwicklungsbezogenen, kontextuellen Aufgaben und Erwartungen von Familie, Freunden und Gesellschaft aber auch den veränderten personellen Ansprüchen berücksichtigt. Besonders bei Kindern sind hierbei der Eintritt in den Kindergarten, Übergänge in Schule und Leistungserwartungen an ihrer Person zu nennen. Auch bei der Autonomieentwicklung bei Kindern entstehen Spannungsfelder von Stressoren, diese und andere Entwicklungsabschnitte treten nicht unvorhersehbar auf und können daher mit Maßnahmen zu ihrer Bewältigung geplant werden (Jungbauer, 2017, S. 134; Beyer & Lohaus, 2007, S. 11 ff.; Schwarzer, 2000, S. 28 f.).

b) kritische Lebensereignisse

Anders ist es bei kritischen Lebensereignisse die nicht am Lebensalter gebunden sind. Die extremen Belastungen von kritischen Lebensereignissen sind häufig mit Änderungen von Alltagsroutinen und Neuanpassungen verknüpft und hinzu kommt das unerwartete Auftreten dieser Situationen. Solche kritischen Lebensereignisse für Kinder und Jugendliche könnten z.B sein die Scheidung der Eltern, Krankheiten oder Tod von Familienmitgliedern oder Menschen im nahen Umfeld und Vernachlässigungen. Untersuchungen aus der Biographie von Kindern und Jugendlichen zeigen, dass eine vermehrte Häufung kritischer Lebensereignisse auch eine psychische Erkrankung mit beeinflussen könnte (Brunner, Parzer, Schuld & Resch, 2000, S.71 ff.; Williamson, Birmaher, Dahl & Ryan, 2005, S. 571 ff.; Lohaus & Seiffge-Krenke, 2001, S.

148 ff. Lohaus & Seiffge-Krenke, 2004, S. 38 ff.;). Kritische Lebensereignisse zeigen weniger Einfluss auf Anpassungsprobleme als alltägliche Anforderungen.

c) alltägliche Anforderungen und Probleme

In den letzten 20 Jahren sind alltägliche Anforderungen zunehmend verstärkt analysiert und in den Vordergrund gerückt worden (Dumont & Provost, 1999, S 134 ff.) Die Stressoren Typen sind untereinander verknüpft und können je nach individueller Betrachtung, Stresserleben auslösen (Beyer & Lohaus, 2007, S. 12 f.; Cwik, 2012, S.32 ff). Alltägliche Anforderungen und Probleme sind kleine Irritationen und Frustrationen. Die häufigsten kritischen Lebensereignisse hingegen treten bei den meisten Menschen nur punktuell auf. Anders die alltäglichen Anforderungen und Probleme, die über einen längeren Zeitraum wiederkehrend auftreten und zu einem höheren Belastungserleben beitragen können. Besonders Kinder empfinden die dauerhafte Belastung als Störfaktor, mehr noch als Erwachsene die durch erlernte Bewältigungsstrategien dem entgegenwirken können. Beyer und Lohaus (2007) stellen fest, dass besonders Kinder die alltäglichen Anforderungen in Einrichtungen wie Kindertagesstätten und Schulen als Stressauslöser empfinden. Benannt werden hierbei Leistungsdruck, Konflikte und auch die Freizeitgestaltung, die nach dem Besuch in der Einrichtung stattfindet, werden als Stressoren beschrieben (S. 13-14).

3.2 Stressreaktion

Das Erleben von Stress ist laut Beyer und Lohaus (2007) durch die Beanspruchungssymptomen auf verschieden Ebenen miteinander verbunden (S. 14). Stress entsteht im Allgemeinen dann, wenn die erlebte Anforderung die Ressourcen zur Bewältigung dieser übersteigt. Die Ebenen werden in physiologische-vegetative, kognitiv-emotionale und der verhaltensbezogene Ebene unterschieden. Die Aktivierung und Mobilisierung von Widerstandskräften werden in einer Stresssituation vom Körper gesteuert und zeigen die physiologische-vegetative Ebene. Bleibt diese Aktivierung über einen längeren Zeitraum aktiv, tritt Erschöpfung ein und gesundheitliche Beschwerden können die Folgen sein. Von Kindern und Jugendlichen werden Müdigkeit und Erschöpfung, Kopf- und Bauchschmerzen am häufigsten als Symptome im Zusammenhang mit Stresserleben genannt. Die kognitive-emotionalen Stressreaktionen werden als belastende Gedanken und Gefühle empfunden. Die Entwicklung von psychischen Störungen kann durch eine langfriste Stressbelastung auf dieser Ebene hervorgerufen werden. Die verhaltensbezogene Ebene wird sichtbar durch körperliche Unruhe, Konzentrationsschwierigkeiten sowie Veränderungen des Sozialverhaltens und Konzentrations- und Leistungsstörungen. Diese sichtbaren Zeichen können als eine Überbelastung interpretiert werden (ebd. S. 14 ff.; Cwik, 2012, S. 42 ff.).

3.3 Stressbewältigung mit dem transaktionalen Stressmodel nach Lazarus

Das subjektive Belastungserleben wird nicht von der Häufigkeit und der Intensität der Stressperioden beeinflusst, sondern von der Bewältigungsstrategie auch Coping-Strategie genannt. Das transaktionale Stressmodel, später die kognitive Emotionstheorie von Lazarus und Folkman entstand 1984 und stellt Stress als relationales Konzept dar. Hierbei sind internale und externale Anforderungen also Stressoren vorhanden. Diese wandeln sich ständig und es gilt diese Stressoren zu meistern in dem sie minimiert, toleriert oder reduziert werde. *„Psychologischer Stress bezieht sich auf eine Beziehung mit der Umwelt, die vom Individuum im Hinblick auf sein Wohlergehen als bedeutsam bewertet wird, aber zugleich Anforderungen an das Individuum stellt, die dessen Bewältigungsmöglichkeiten beanspruchen oder überfordern"* (Lazarus & Folkman, 1986, S. 63 ff.; Krohne, 1990, S.264 ff.; Blättner & Waller, 2018, S37). Stressreaktionen treten nach Lazarus in der Bewertung nur dann auf, wenn der Reiz von der Person als Bedrohung wahrgenommen wird (primäre Bewertung). Eine Bedrohung wird erlebt, wenn eine mögliche Behinderung oder Gefährdung der eignen Wünsche, Ziele oder Bedürfnisse auftreten könnten. Im zweiten Bewertungsschritt (sekundäre Bewertung) entscheidet die Person über ihre Möglichkeiten zur Bewältigung und wie Erfolgsversprechend diese sind. Dabei werden die sozialen Normen bzw. verinnerlichte Werte mit der Bewältigungsmöglichkeit abgeglichen. Der Begriff Transaktion beschränkt sich nicht nur auf Input und Output, sondern stellt eine Verbindung dar von einer sich verändernden Situation mit einer denkenden, fühlenden und handelnden Person (Eppel, 2007, S. 17; Schwarzer, 2000, S. 14; Rüger, Blomert & Förster, 1990, S. 18f.).

Antonovsky (1979) entwickelt die Fragestellung, was den Menschen gesund hält. Der salutogenetische Ansatz fragt nach den Widerstandsressourcen die eine Person schützen. Gesundheitsförderung und damit auch die Förderung von Schutzfaktoren entwickeln sich ab der Geburt eines Menschen und sollten so früh wie möglich im Lebensverlauf gestärkt werden. Antonovsky bezieht sich auf das Stressbewältigungskonzept von Lazarus (1967) und beschreibt die Widerstandsressourcen, die eingesetzt werden um in einer herausfordernden Situation zu reagieren.

3.4 Der Baustein der Kohärenz

Das Empfinden von Kohärenz (Sense of coherence, SOC), ist ein Teil des Modells. Kohärenzempfinden beschreibt ein ausreichendes Vorhandensein von Schutzfaktoren und Widerstandsressourcen, die eine besondere Grundhaltung dem Leben und der Welt gegenüber wiederspiegeln.

- *Bedeutsamkeit* ist die wichtigste Komponente und meint die Sinnhaftigkeit vom subjektiven Empfinden des Lebens. Die Probleme und die Anforderungen des Lebens werden als lohnenswert empfunden. Somit beschreibt Bedeutsamkeit die Lebenserfahrung, die auf die Teilhabe zurückgeht.

- *Verstehbarkeit* als zweite Komponente vom Kohärenzempfinden umschreibt das Ausmaß, in dem die Reize und Situationen, des täglichen Lebens kognitiv verarbeitet und in geordneten Informationen verstanden werden können. Verstehbarkeit setzt somit die Handhabbarkeit voraus.

- *Handhabbarkeit* ist die instrumentale Komponente und entsteht durch die Erfahrungen über genügend Ressourcen zu verfügen, um die Probleme und die Herausforderungen des Lebens und zu bewältigen.

Diese Reihenfolge stellt einen möglichen Entscheidungsprozess dar, von dem Antonovsky ausging.

> „Das SOC (Kohärenzempfinden) ist eine globale Orientierung, die ausdruckt, in welchem Ausmaß man ein durchdringendes, ausdauerndes und dennoch dynamisches Gefühl des Vertrauens hat, dass
> 1. die Stimulie, die sich im verlauf des Lebens aus der inneren und äußeren Umgebung ergeben, strukturiert, vorhersehbar und erklärbar sind;
> 2. einem die Ressourcen zur Verfügung stehen, um den Anforderungen die dieses Stimulie stellen, zu begegnen;
> 3. diese Anforderungen Herausforderungen sind, die Anstrengungen und Engagement lohnen"
>
> (Antonovsky, 1997, S. 37)

Ein starkes Kohärenzempfinden zeigt sich nach Antonovsky darin, dass Stressoren besser bewältigt werden können. Die Wahl der Bewältigungsstrategie und auch die Widerstandsressourcen werden aktiviert und wirken auf das Gesundheitsbewusstsein. Diese werden von den Lebensbedingungen mitgeprägt und gesteuert (Abb. 1), auch entscheiden sie über die Möglichkeiten und die Rahmenbedingungen, in denen die Lebenserfahrungen erlebt und durchlebt werden können (Blättner & Waller, 2018, S. 17 ff.; Kaluza, 2015, S. 31 ff.). Im Laufe der Kindheit- und des Jugendalters entwickelt sich nach Antonovsky das Kohärenzempfinden. Im frühen Erwachsenenalter kommt es zu einem Kohärenzsinn. Das Modell der Salutogenese kann interpretiert werden, als ein Modell der Zusammenhänge und ist an einigen Punkten empirisch belegt (Blättner & Wallner, 2018, S. 49; Waller, 2002, S21 f.; Krause, 2011, 3 f.).

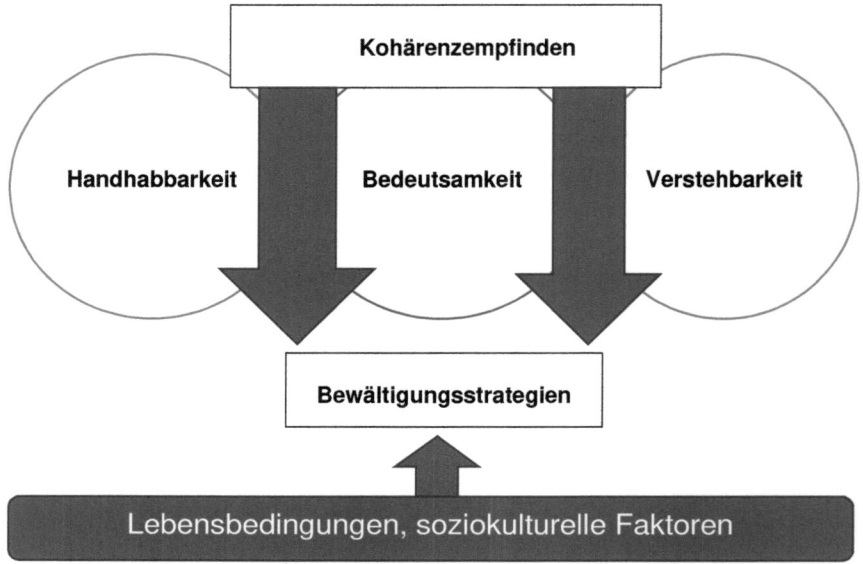

Abb. 1: Bewältigungsstrategien als vermittelndes Element, Lebensbedingungen als Basis des gesamten Modells; vereinfachte Darstellung von Blättner & Waller

Das Kohärenzempfinden entwickelt sich sowohl vor der Geburt, als auch im weiteren Verlauf bis hin zum Jugendalter. Um eine gesunde Entwicklung zu gewährleisten, sind Vorsorge- und Präventionsmaßnahmen angesetzt.

4. Gesundheit von Kindern fördern und erhalten

Gesundheit wird von der Weltgesundheitsorganisation WHO definiert als „einen Zustand des vollständigen körperlichen, geistigen und sozialen Wohlergehens und nicht nur das Fehlen von Krankheit oder Gebrechen".

> „[…] allen Menschen ein höheres Maß an Selbstbestimmung über ihre Gesundheit zu ermögli-
> chen und sie damit zur Stärkung ihrer Gesundheit zu befähigen […]. Die Verantwortung für
> Gesundheitsförderung liegt deshalb nicht nur bei dem Gesundheitssektor, sondern bei allen
> Politikbereichen und zielt über die Entwicklung gesünderer Lebensweisen hinaus auf die För-
> derung von umfassendem Wohlbefinden hin."
> (WHO, 1986)

Auch die UN-Kinderrechtskonvention aus dem Jahre 1989 fordert im Artikel 24 das Recht des Kindes auf das „erreichbare Höchstmaß an Gesundheit", sowie unter anderem eine „Gesundheitsvorsorge" für jedes Kind (UNICEF, S. 28). Im SGB VIII wird das Recht von jungen Menschen auf Förderung ihrer Entwicklung gestellt und die Verantwortung „positive

Lebensbedingungen für junge Menschen und ihre Familien" zu schaffen liegt in der Jugendhilfe (§ 1 SGB VIII). Besonders bei der Gesundheit im Kindesalter liegt der Schwerpunkt auf die ersten sensiblen Lebensphasen. Innerhalb einer kurzen Zeitspanne entwickeln Kinder motorische, sensorische, kognitive, kommunikative, soziale und emotionale Fähigkeiten, die im späteren Verlauf nur minimal nachgeholt werden können. Die Grundlagen für eine spätere Ausgeglichenheit und Wohlbefinden werden ebenfalls in diesem Zeitfenster entwickelt (Engelhardt, 2016, S. 131 ff.).

4.1 Früherkennung von pathologischen Entwicklungen

Zur Früherkennung von Krankheiten und Entwicklungsstörungen werden in Deutschland Vorsorgeuntersuchungen festgelegt und dokumentiert. Im Rahmen der Vorsorgetermine werden unter anderen auch Aufklärungs- und Informationsangebote durchgeführt. Diese dienen auch der Präventionsarbeit. Die Vorsorgeleistungen werden im gemeinsamen Bundesausschuss der Ärzte und Krankenkassen festgelegt. Schwangerschaftsvorsorge-Untersuchungen legen den Fokus auf die Gesundheit der Mutter und im Verlauf der Schwangerschaft wird es angestrebt eine Frühgeburt rechtzeitig zu erkennen, um hilfreiche Maßnahmen frühzeitig einzuleiten. Bei den Untersuchungen wird die physiologische Entwicklung des Kindes kontrolliert. Mit zwei geplanten Ultraschalluntersuchungen in der 9. - 12. und 19. - 22. Schwangerschaftswoche können Fehlbildungen der Entwicklung und der Organe beobachtet werden. Weitere Fehlbildungen werden mit einer freiwilligen Fruchtwasseruntersuchung und auch einer möglichen Pränataldiagnostik angeboten. Für das Kind stehen nach der Geburt und im weiteren Heranwachsen 10 Vorsorgeuntersuchungen die U1 bis U10 an. Diese werden im gelben Vorsorgeheft dokumentiert, zusätzlich erfolgt die J1- Untersuchung im Alter von 12 – 14 Jahren. Die Teilnahme der Untersuchungen ist grundsätzlich freiwillig, in einigen Bundesländer wie z.B. Nordrhein-Westfallen jedoch ab U5 Meldepflichtig und bei Versäumnissen meldet sich das Jugendamt bei den Eltern (Rübo & Prior; 2020; S. 16 ff.).

Eine weitere Präventionsmaßnahme ist das Impfen. Heute stehen effektive und gut verträgliche Impfstoffe zur Verfügung. Die Impfempfehlungen werden von der Ständigen Impfkommission (STIKO) am Robert-Koch-Institut erarbeitet und sind für alle freiwillig und frei zugänglich. Ausnahme bildet die ab 2020 beschlossene Impfpflicht für alle Kleinkindern gegen Masern vor Aufnahme in einer Gemeinschaftseinrichtung (Rübo & Prior, 2020, S. 59 f.).

5. Kindertagesstätte als Ort der Gesundheit

Gesundheit von Kindern liegt nicht nur in den Händen der Erziehungsberechtigten. Für Kinder wurde der Aufenthalt in Einrichtungen der frühen Bildung, Erziehung und Betreuung, in den letzten Jahren ausgedehnt und die ersten Kontakte zu Einrichtnugen früher gestaltet. Laut statistischem Bundesamt werden in Deutschland 34,4 Prozent der Kinder von 0 – 3 Jahren und 91,9 Prozent der Kinder im Alter von 3 - 6 Jahren in Kindertageseinrichtungen betreut (Destatis 2021; Viernickel, Fuchs-Rechlin, 2016, S. 29 f.).

Eine gesunde Ausrichtung kann nur gelingen, wenn auch die Kitas als Institutionen den Schwerpunkt der modernen, weiter entwickelten Gesundheitsförderung ausführen. Auch Mitarbeiter*innen sind darauf zu schulen ein Bewusstsein dafür zu entwickeln und ihre Arbeitsziele danach zu stecken, dass ein ganzheitliches Gesundheitskonzept entwickelt wird und die Qualität der Arbeit wiederspiegelt. Die Rahmenbedingungen im deutschen Gesundheitssystem legen den Schwerpunkt auf Prävention und setzten im Besonderen bei der frühkindlichen Bildung an. Eine Primärprävention, die in der frühkindlichen Bildung integriert und aufgebaut wird, soll eine Einschränkung der Gesundheit verhindern und entgegenwirken können (Preissing & Schneider, 2012, S. 4ff.; Rübo & Prior, 2020, S.104; BMFSF, 2019).

Die Kita ist ein wichtiges Puzzleteil in der Präventionskette. Die Verabschiedung des Präventionsgesetztes im Juli 2015 stellt den Auftrag an Institutionen der frühen Bildung, Betreuung und Erziehung in den Mittelpunkt, weil in den ersten Lebensjahren die Bausteine für die weitere Entwicklungs- und Bildungsprozesse gelegt werden. Der Bildungsauftrag der Kitas für die frühkindliche Bildung, Betreuung und Erziehung zielt darauf ab, die Ressourcen für alle Bereiche in der frühkindlichen Bildung zu fördern und zu stärken. Der Lebensraum Kita sollte für die Kinder ein Ort des Erkundens, des Endeckens und des Lernens sein und das im Rahmen einer positiven partnerschaftlichen Beziehung zu dem vertrauten Mitarbeiter*innen. Gesundes Entwickeln beinhaltet eine sichere emotionale Bindung zu allen Betreuungspersonen die in dem Umfeld des Kindes agieren. Auch wird der Aktionsradius von Kitas größer und somit einflussreicher in den letzten Jahren. Der Themenschwerpunkt wird auf Gesundheit und Gesundheitsförderung, vermehrt in frühkindlichen Betreuungseinrichtungen gelegt (Viernickel & Fuchs-Rechlin, 2016, S.18 ff.; Richter-Kornweitz & Kruse, 2020; Geen, Richter-Kronweitz, Strehmel, Borkowski, 2016, S. 230 ff.; Fröhlich-Gildhoff & Viernickel, 2020, S. 53).

Rübo und Prior (2020) beschreiben die starken Anbindungen von Kitas an Familien und deren Sozialräume, die von anderen Institutionen der Bildung und Erziehung nicht so weitreichend vorhanden sind. Es wird vom Präventionsgesetz und auch von aktuellen Konzepten zur Gesundheitsförderung betont, dass neben Elternbeziehungen und Familien, die Kitas als lebensweltliches Verständnis von Kindern betrachtet werden können. Die Lebenswelt Kita beinhaltet über die Förderung von Bewegung und Ernährung, sowie die Begleitung notwendiger oder sinnvoller medizinischer Maßnahmen und über die Gesundheitsbildung hinaus, eine gesundheitsförderliche Umgebung. Darin eingeschlossen sind natürlich auch die Mitarbeiter*innen und das gesamte Netzwerksystem der Institution Kita (S. 104 f.).

Was gesunde Kita für Kinder bedeutet, wird in der Studie von Nentwig-Gesemann, Walther & Thedinga (2017) in drei Qualitätsdimensionen klassifiziert, welche im Folgende näher beschrieben werden. Moderne Konzepte zur Organisations- und Qualitätsentwicklung beinhalten die Perspektive der Kinder und beziehen diese mit ein. Schließlich sind es die Kinder selbst, die ihre Lebenswelt wahrnehmen und in ihrer Entwicklung zum selbstständigen Individuum eine Meinung bilden.

5.1 Gesunde Kita für Kinder durch Individualität und Zugehörigkeit

Die Dimension der Individualität und der Zugehörigkeit stellt für die Kinder den Aspekt der Eingebundenheit in der Gemeinschaft und gleichzeitig eine wertschätzende Umgebung, die sie als Person selbst wahrnimmt dar. Für das Setting Kita gibt es für den gesundheitsförderlichen Punkt einige relevante Zielsetzungen. Praktizierte Inklusion, als Teil der guten Gelingensbedingung für die Teilhabe bei Kindern mit gesundheitlichen Einschränkungen. Jedes Kind sollte ein Grundverständnis erleben dürfen von Akzeptanz seiner Person. Dies schließt auch das Erleben von Akzeptanz, der eigenen Schwächen und Stärken mit ein.

5.2 Gesunde Kita für Kinder durch Kompetenzerleben und Selbstwirksamkeit

Die Bildungsbereiche geben an verschiedenen Stellen den Auftrag zur Förderung des Kompetenzerlebens und somit sind sie in den Bildungsangeboten der Einrichtungen verankert. Das Kompetenzerleben lässt die Selbstwirksamkeit entwickeln. Wichtig ist hierbei, dass die Selbstwirksamkeit eine entscheidende Komponente, für eine gute körperliche und seelische Entwicklung ist. In dem Aufbau von gesundheitsbezogener Resilienz und für die Bewältigung von Krisen, wird Selbstwirksamkeit entscheidet angesehen. Ungenügende Erfahrungen können auch zu Krankheitssymptome wie Depression und verminderte Belastbarkeit führen.

5.3 Gesunde Kita für Kinder durch Autonomie und Partizipation

Eine weitere Qualitätsdimension stellt Autonomie und Partizipation dar. Selbst- und Mitbestimmung werden weitestgehend umgesetzt, damit eine Bereitschaft zum Engagement und zur Verantwortung wachsen kann. Die beschriebenen Qualitätsmerkmale zeigen unterstützende Faktoren auf, welche für das gesundheitsfördernde Verhalten von Kindern in Kitas, relevant sind. Es bieten sich methodisch viele Möglichkeiten an, die Kinder partizipatorisch in diesem Prozess miteinzubeziehen. Organisations- und Qualitätsentwicklung kann ebenfalls aus der

Perspektive von Kindern bewertet werden (Rübo & Prior, 2020, S. 108; Nentwig-Gesemann, Walther & Thedinga, (2017, S. 8 ff.;).

6. Gesundheitsförderung in Kitas

Für die Gesundheitsförderung bei allen Menschen, wird das Ziel festgelegt eine Stärkung ihrer Selbstbestimmung zu erlangen, die ihre eigne Gesundheit zu erhalten pflegt (vgl. Ottawa Charta 1986). Eine gesundheitsförderliche Lebenseinstellung und ein gesundheitsförderliches Verhalten, wird am besten in den frühen Lebensjahren hineingelegt. Damit Krankheiten in diesen ersten Lebensjahren präventiv entgegengewirkt werden können, die durch z.B. Sucht oder Übergewicht mitverursacht werden. Für den Bildungsauftrag von Kindern werden politische Rahmenbedingungen festgelegt und haben vielfältige Wirkungen auf die gesundheitsförderlichen Umsetzungen in Kitas.

In Deutschland wurde am RKI eine Studie im Jahre 2006/2007 in einer bevölkerungsbezogene Quer- und Längsschnitterhebung erstellt, welche sich mit der Frage der Gesundheit von Kindern und Jugendlichen (KIGGS) im Alter von 0-17-jährigen (n=17.640) erfasst. Diese Publikation war Auslöser für die Konzeptüberarbeitung der Gesundheitspolitik und für die Erhebung weiterer Studien mit KIGGS. In diesem Rahmen wurde die BELLA-Studie (Befragung zum seelischen Wohlbefinden und Verhalten) durchgeführt, die speziell die psychischen Befindlichkeiten von Kindern ab dem siebten Lebensjahr analysiert. Aufbauend darauf wurde erstmalig 2019 im deutschsprachigen Raum die COSPY-Studie (Corona und Psyche) initiiert. Anhand von Befragungsinventar der BELLA-Studien, wurden Kinder ab dem siebten Lebensjahr und ihre Familien zur psychischen Gesundheit vor und während der Pandemie befragt. Die Ergebnisse gaben an (Abb. 2), dass 71 % der Kinder und Jugendlichen und 75 % der Eltern sich durch die erste Welle der Pandemie psychisch belastet fühlten. Auch wurde eine geminderte Lebensqualität im Bezug zu vor der Pandemie angegeben. Der Anteil von Kindern und Jugendlichen mit psychischen Auffälligkeiten hat sich verdoppelt und das Gesundheitsverhalten verschlechtert. Besonders sozial benachteiligte Kinder und Jugendliche erlebten die Belastungen der Pandemie besonders stark. Unterstützung wünschten sich zwei Drittel der Eltern bei den Belastungsausgleich mit ihren Kindern und Jugendlichen (Schmidt, 2019, S. 20 f; Rübo & Prior, 2020, S. 108 f.; Ravens-Sieberer; Kaman; Otto; Adedeji; Napp, et. al.; 2021, S. 1 ff.; vergl. RKI COPSY-Studie).

Aus der COPSY-Studie ist auch ersichtlich (Abb. 3), dass während der Pandemie 54% der Kinder und Jugendliche angeben das sie eine stärkere Gereiztheit verspüren, 14% mehr als vor der Pandemie. Auch andere Stressauslösende Symptome wie z.B. Niedergeschlagenheit, Bauchschmerzen und Nervosität, um einige zu nennen, sind im Vergleich zu pandemischen Zeiten signifikant angestiegen.

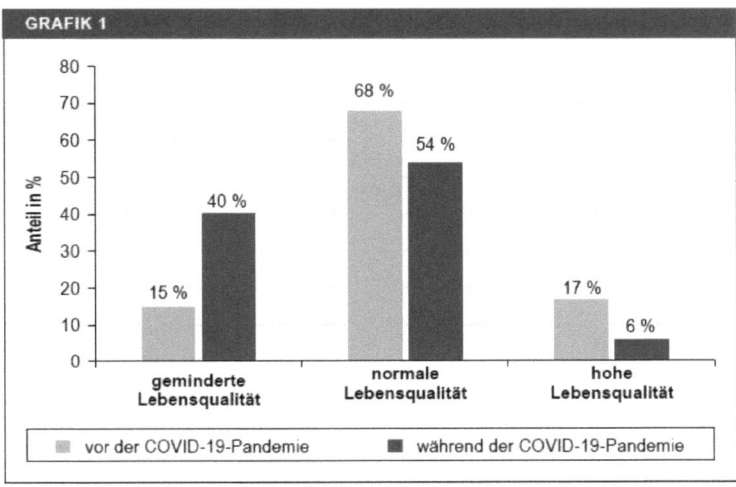

GRAFIK 1

Selbstberichtete Lebensqualität von Kindern und Jugendlichen vor und während der COVID-19-Pandemie (geminderte Lebensqualität: Skalenwert mindestens eine Standardabweichung (SD) unter dem Populationsmittelwert, hohe Lebensqualität: Skalenwert mindestens eine SD über dem Populationsmittelwert). Der Unterschied in den Lebensqualitätswerten zwischen beiden Studien wies eine mittlere Effektstärke auf (Cohens f^2 = 0,14).

Abb. 2 RKI COSPY-Studie 2020

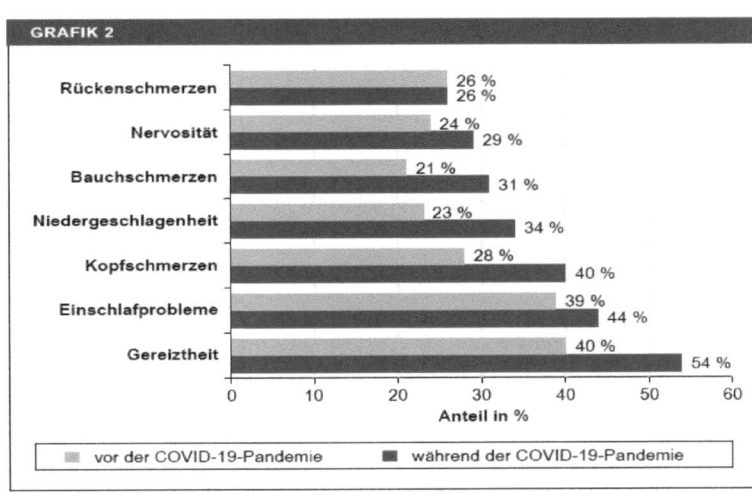

GRAFIK 2

Psychosomatische Beschwerden von Kindern und Jugendlichen vor und während der COVID-19-Pandemie. Angegeben sind die Prozentanteile der Kinder und Jugendlichen mit entsprechenden Beschwerden mindestens einmal pro Woche während der COVID-19-Krise (COPSY-Studie) und aus der Zeit davor (4).

Abb. 3 RKI COSPY-Studie 2020

Ein Best Practice Beispiel ist das Berliner Landesprogramm *Kitas bewegen – für die gute gesunde Kita*. Bei dem systematischen Entwicklungsprogramm werden auch Sozialräume mit einbezogen. Dieser Ansatz ist stark Netzwerkorientiert und sichert die Qualität der Gesundheitsförderung in den teilnehmenden Kitas. In Anlehnung an diesen Zielen und an dem aktuellen Instrumentenkasten von dem „GUTE-KITA-GESETZ" aus 2019 sowie dem Kinderbildungsgesetzt KiBiz, wurden folgende Punkte für die Förderung der Gesundheit zusammengestellt:

Ziele für die gesunde Kita

- Stärkere Verknüpfung von Bildungs- und Gesundheitsförderung im Alltag
- Systematische Organisationsentwicklung durch Kita-Team
- Gesundheit als Querschnittsaufgabe in allen Bereichen der Kita
- Förderung von Gesundheitsverhalten und -erleben der Kinder
- Ausbau Gesundheitlichen Kompetenzen bei den pädagogischen Fachkräften
- Stärkung gesundheitlicher Ressourcen durch die Kinder
- Herausbildung eines starken Kohärenzgefühls
- Entwicklung von Widerstandsfähigkeit und Stärkung der Gesundheitsfaktoren
- Mehr Partizipation von Kindern und ihren Familien
- Intensivierung der Kooperation von Partnern im Sozialraum
- Bessere Zusammenarbeit von Kitas und Grundschulen
  (Rübo & Prior, 2020, S.111)

Die Umsetzung dieser Ziele kann durch unterschiedliche Methoden von den Fachkräften entwickelt und durchgeführt werden. Im siebten Kapitel wird aus der eigenen Einrichtung das buddY-Programm beschrieben, welche für den partizipativen Übergang von Kita in die Grundschule erarbeitet wurde.

7. Transition von Kita zur Schule

In diesem Kapitel folgt eine kurze Einführung zur Transition und ein Modell vom buddY-Programm aus der eignen Berufspraxis Kita Kiebitz e.V. Elternselbsthilfe in Detmold. Eine von vielen Stressbelastungen für Kinder, stellen auch die Maßnahmen zur Bekämpfung von Covid-19 dar. Für die Jahrgänge, die sich in der Übergangsphase von Kita zur Grundschule befanden, kam dieser Stress zusätzlich hinzu.

Transition (lat. Transitus = Übergang, Durchgang) beschreibt die prägenden Übergänge in der Biographie eines Menschen, die bewältigt werden müssen. Die Übergänge in den Betreuungs- und Bildungsinstitutionen können z.b. mit dem Transitionsansatz von Griebel & Niesel (2011) gestaltet werden. Eine Transition kann als kritisches Lebensereignis einen positiven oder negativen Verlauf vollziehen. Gestaltet der Übergang sich kompliziert und unverhofft, können stressauslösende Gefühle entstehen und das Kohärenzgefühl beeinträchtigen. Auch die Widerstandsressourcen und Schutzfaktoren vom Kind, sind ausschlaggebend wie der Stress wahrgenommen und verarbeitet wird. Die Förderung der Selbstbestimmung wird im buddY-Programm durch Partizipation in den Fokus gestellt. Am Prozess sind die Kinder, ihre Eltern, Familienangehörige, Peers und die Fachkräfte beteiligt. Im Besondern werden die Eltern als Teil des Transitionsprozesses gesehen und die Fachkräfte übernehmen eine moderierende Rolle ein. Eine gezielte und individuelle Aufklärung des Prozessverlaufes, so wie das partizipative Mitgestalten von diesem, wird mit den Eltern und dem sozialen Umfeld angesteuert (Griebel & Niesel, 2011, S. 37 ff.; Ball & Peters, 2007, S. 138 f.; Ryan & Deci, 2000, s. 54 ff.; Bowlby, 2006, S. 47; Kastan, 2008, S. 171).

7.1 Beispiel der Kita *Kiebitz*

Das buddY-Programm der Kita *Kiebitz* wird als Netzwerkarbeit mit zwei weitern Kitas und der Grundschule im Einzugsgebiet durchgeführt. Es beinhaltet einen Ablauf, der für das Kind im letzten Kitajahr vor der Einschulung startet. Diese Gruppe nennt sich die *Treffpunkt-Gruppe* und trifft sich wöchentlich. Mit vielfältigen Methoden werden die Kinder auf den Schuleintritt vorbereitet. Auch finden Elternabende statt, welche die Eltern mit in den Prozess Transition einbezieht. Es folgt ein Treffen mit den ehemaligen Schülern aus der ersten Klasse in der Kita. Somit entsteht der erste Kontakt mit der neuen Lebenswelt und wird durch einen Schulbesuch von den *Treffpunktkindern* erweitert. Eine Aktivierung des Peergruppe-Learning kann somit erfolgen. Das buddY-Programm verfolgt das Ziel einen stressfreien Übergang zwischen Kita und Grundschule zu ermöglichen. Die positiven Effekte sind, dass sie in ihrer Persönlichkeit gestärkt werden und die Sozialkompetenz gefördert werden kann. Die Zielsetzung dieser Maßnahme ist erreicht, wenn zu beobachten ist, dass das Kind eine gelungene Anpassung in der neuen Lebenswelt erlebt und in der mit ihr verbundenen Handlungsstrukturen. Im Rahmen des buddY-Programm wurde in die Universität Paderborn im Arbeitsbereich Grundschulpädagogik und Frühe Bildung eine Evaluationsstudie dazu durchgeführt. In dem Interview wurde der Schwerpunkt von den Sichtweisen der Kinder, auf die Möglichkeiten von Partizipation und Peergruppe-Learning gelegt. Ergebnisse aus dem Interview zeigten deutliche Zusammenhänge vom Verständnis für Transition und Partizipation. Eine klare Einforderung von den Kindern war ersichtlich, sich selbst als Experte zu erleben und den Übergang somit partizipativ mitgestalten zu können (vgl. Abschlussbericht Uni Paderborn, 2014).

8. Kritische Betrachtung und Fazit

Aber dies ist das Wunderbare;
Dass, weil sie Menschen eines Anfangs sind,
in jedem einzelnen noch einmal die Welt beginnt.
Stefan Zweig

Eine Zielsetzung in Kitas zur Gesundheitsprävention steht nicht erst seit der Covid-19 Pandemie im Fokus von Wissenschaft und Praxis, sondern wird als Public Health-System kontinuierlich standardisiert und evaluiert. Ein handlungsfähiges Public-Health-System wird als Vertrauensbasis für die Bevölkerung in staatliche Institutionen vorausgesetzt. Dabei gilt der Leitsatz: *„ein Leben in bestmöglicher Gesundheit für alle Menschen zu ermöglichen."* (Public-Health-Strategie für Deutschland, 2021). Die allgemeine Stressbelastung ist während dem Pandemiegeschehen stark angestiegen, bis hin zu der Meldung einer Verdoppelung von psychisch Auffälligkeiten bei Kindern. Ein Wegfall von vertrauten Bindungspersonen aus der Kita führt zu einer zusätzliche Stressbelastung. Auch das Fehlen von den gewohnte Kindergruppen und Peergroups, der vertrauten Umgebungen, sowie die Rituale stellen Stressoren dar. Zu untersuchen wäre hier, ob die vermehrt häusliche Betreuungsformen auch positive Effekte auf die Widerstandsressourcen und das Kohärenzempfinden aufzeigen.

Für den weiteren Verlauf der noch andauernden Pandemie ist sicherzustellen, dass die Kinder zu einer der vulnerabelsten Gruppe der Gesellschaft angehören. Der Staat und die ausführenden Betreuungsinstitutionen müssen Sorge tragen, dass sie geschützt werden und keinen gesundheitlichen und emotionale Schäden entstehen. Die Wichtigkeit zur Förderung von einem Kohärenzgefühl bei Kindern, ist eine Sensibilisierung besonders bei Transitionen, wie die Eingewöhnung und der Wechsel in die Grundschule gefragt. Für die Kita Kiebitz e.V. erweist sich das buddY-Programm für die Netzwerkarbeit und für die Förderung von Ressourcen als fundiert und qualifiziert. Durch eine Langzeitstudie könnten genauere Ergebnisse erzielt werden. So wie ein Vergleich auf Länderebne oder auch auf internationaler Ebene. Damit aufwachsende Kinder, ihre Widerstandsressourcen stärken können, bedarf es Fachkräfte in Kitas die eine Professionalisierung im Blick auf Gesundheitsförderung und Prävention entwickeln. Um Kohärenz bei Kindern aufzubauen, wird eine Förderung der Selbstbestimmung verlangt werden. Wie einige gesundheitspsychologischen Forschungen gezeigt haben, möchten Kinder partizipativ mitwirken. Sie benötigen den Raum dazu und die liebevolle Unterstützung ihrer Bindungspersonen. Entwicklung von einem Kohärenzgefühl geschieht durch Lebenserfahrungen und Belastungsbalancen. Durch den ermöglichten Raum und das Erleben von Selbstwirksamkeit, wird das Kind darin unterstützt ein Kohärenzgefühl zu entwickeln. Dafür wird das Empfinden von Bedeutsamkeit vorausgesetzt und Teilhabe in der Gesellschaft ermöglicht.

9. Literaturverzeichnis

Bundesgesetzblatt Teil I Nr. 49.. Zugriff am 20.10.2021. Verfügbar unter: https://www.bmfsfj.de/re-source/blob/133310/80763d0f167ce2687eb79118b8b1e721/gute-kita-bgbl-data.pdf

RKI - Psychosoziales - Themenblatt: Stressbelastung bei Kindern und Jugendlichen. (2021, 9. August). Zugriff am 09.08.2021. Verfügbar unter: https://www.rki.de/DE/Content/Gesundheitsmonitoring/Studien/Adipositas_Monitoring/Psychosoziales/HTML_Themenblatt_Stressbelastung.html

Die UN-Kinderrechtskonvention. (2021, 18. Oktober). Verfügbar unter: https://www.unicef.de/informieren/ueber-uns/fuer-kinderrechte/un-kinderrechtskonvention

Albrecht, D. (2021, 26. Oktober). Damit die Sonne für alle lacht. *kindergarten heute,* S. 32–36. Zugriff am 12.11.2021.

Antonovsky, A. (1997). *Salutogenese. Zur Entmystifizierung der Gesundheit* (Forum für Verhaltenstherapie und psychosoziale Praxis, Bd. 36). Tübingen: Dgvt-Verl.

Appley, M. H. & Trumbull, R. (Eds.). (1986). *Dynamics of Stress. Physiological, Psychological and Social Perspectives* (The Plenum Series on Stress and Coping). Boston, MA: Springer.

Ball, J. & Peters, S. (2007). Stressbezogene Risiko- und Schutzfaktoren. In I. Seiffge-Krenke & A. Lohaus (Hrsg.) (S. 126–143). Göttingen: Bern, Hogrefe.

Blättner, B. & Waller, H. (2018). *Gesundheitswissenschaft. Eine Einführung in Grundlagen, Theorie und Anwendung* (6., überarbeitete Auflage). Stuttgart: Verlag W. Kohlhammer.

Bowlby, J. (2006). *Verlust - Trauer und Depression* (E. vom Scheidt, Übers.) (Bindung und Verlust / John Bowlby, Bd. 3). München, Basel: E. Reinhardt.

Brunner, R., Parzer, P., Schuld, V. & Resch, F. (2000). Dissociative symptomatology and traumatogenic factors in adolescent psychiatric patients. *The Journal of Nervous and Mental Disease, 188*(2), 71–77.

Bundesministerium für Gesundheit. (2020). *Das Präventionsgesetz - Bundesgesundheitsministerium.* Zugriff am 03.11.2021. Verfügbar unter: https://www.bundesgesundheitsministerium.de/service/begriffe-von-a-z/p/praeventionsgesetz.html

Cwik, J. C. (2012). *Schule und Stress. Wie sich Schulformen, Noten und Geschlecht auf die Gesundheit von Schulkindern auswirken.* Hamburg: Disserta Verl.

Dumont, M. & Provost, M. A. (1999). Resilience in Adolescents: Protective Role of Social Support, Coping Strategies, Self-Esteem, and Social Activities on Experience of Stress and Depression. *Journal of Youth and Adolescence, 28*(3), 343–363.

Engelhardt, A. & Halle, A. (2012). GP_Die_gute_gesunde_Kita_gestalten_Referenzrahmen. Zugriff am 29.10.2021. Verfügbar unter: https://www.bertelsmann-stiftung.de/fileadmin/files/BSt/Publikationen/GrauePublikationen/GP_Die_gute_gesunde_Kita_gestalten_Referenzrahmen.pdf

Engelhardt, I. (2016). Gesundheit und Prävention. In R. Lutz & C. Rehklau (Hrsg.), *Sozialwissenschaftliche Grundlagen der Kindheitspädagogik. Eine Einführung* (Studienmodule Kindheitspädagogik, S. 131–144). Weinheim: Beltz Juventa.

Eppel, H. (2007). *Stress als Risiko und Chance. Grundlagen von Belastung, Bewältigung und Ressourcen* (1. Aufl.). Stuttgart: Kohlhammer.

Familie, Bundesministerium für Familien, Senioren, Freuen und Jugend (BFSFJ, Hrsg.). (2019). *Frühe Bildung, gleiche Chancen. Gute-Kita-Gesetz.* Zugriff am 20.10.2021. Verfügbar unter: https://www.bmfsfj.de/re-source/blob/141660/06d3127cd5f80e5b9fde1772db180ab2/gute-kita-gesetz-fruehe-bildung-gemeinsam-weiterentwickeln-data.pdf

Fröhlich-Gildhoff, K. & Viernickel, S. (2020). Prävention und Gesundheitsförderung in der Kita. *Frühe Bildung, 9*(2), 53–55.

Geene, R., Richter-Kornweitz, A., Strehmel, P. & Borkowski, S. (2016). Gesundheitsförderung im Setting Kita. *Prävention und Gesundheitsförderung, 11*(4), 230–236.

Gemeinsamer Bundesausschuss. (2016). *Pressemitteilungen und Meldungen - Gemeinsamer Bundesausschuss.* Zugriff am 18.10.2021. Verfügbar unter: https://www.g-ba.de/presse/pressemitteilungen-meldungen/619/

Griebel, W. & Niesel, R. (2011). *Übergänge verstehen und begleiten. Transitionen in der Bildungslaufbahn von Kindern.* Berlin: Cornelsen Verlag Scriptor.

Jungbauer, J. (2017). *Entwicklungspsychologie des Kindes- und Jugendalters. Ein Lehrbuch für Studium und Praxis sozialer Berufe* (1. Auflage). Weinheim, Basel: Beltz Juventa.

Kaluza, G. (2015). *Gelassen und sicher im Stress. Das Stresskompetenz-Buch: Stress erkennen, verstehen, bewältigen* (6., vollst. überarb. Aufl.). Berlin, Heidelberg: Springer.

Kasten, H. (2008). *Soziale Kompetenzen. Entwicklungspsychologische Grundlagen und frühpädagogische Konsequenzen* (Frühe Kindheit Psychologie & Soziologie, 1. Aufl.). Berlin, Düsseldorf, Mannheim: Cornelsen Verl. Scriptor.

Krohne, Heinz, Walter (1990). Stress und Stressbewältigung. In R. Schwarzer (Hrsg.), *Gesundheitspsychologie. Ein Lehrbuch* (S. 263–277). Göttingen: Verl. für Psychologie Hogrefe.

Kuss, M. (2021, 6. Mai). Achtsamkeit. *planet-wissen.de*. Zugriff am 02.11.2021. Verfügbar unter: https://www.planet-wissen.de/gesellschaft/psychologie/achtsamkeit/index.html

Lazarus, R. S. & Folkman, S. (1986). Cognitive Theories of Stress and the Issue of Circularity. In M. H. Appley & R. Trumbull (Eds.), *Dynamics of Stress. Physiological, Psychological and Social Perspectives* (The Plenum Series on Stress and Coping, S. 63–80). Boston, MA: Springer.

Lohaus, A., Beyer, A. & Klein-Heßling, J. (2004). Stresserleben und Stresssymptomatik bei Kindern und Jugendlichen. *Zeitschrift für Entwicklungspsychologie und Pädagogische Psychologie, 36*(1), 38–46.

Lohaus, A. & Klein-Heßling, J. (2001). Streßerleben und Streßbewältigung im Kindesalter: Befunde, Diagnostik und Intervention. *Kindheit und Entwicklung, 10*(3), 148–160.

Lutz, R. & Rehklau, C. (Hrsg.). (2016). *Sozialwissenschaftliche Grundlagen der Kindheitspädagogik. Eine Einführung* (Studienmodule Kindheitspädagogik). Weinheim: Beltz Juventa.

Lyssenko, L. & Bengel, J. (2016). *Resilienz und Schutzfaktoren.* https://doi.org/10.17623/BZGA:224-i101-1.0

McNamara, S. (2000). *Stress in Young People. What's New and What To Do.* London: Bloomsbury Publishing.

Ministerium für Kinder, Familie, Flüchtling und Integration des Landes NRW. (2019). *Kinderbildungsgesetz NRW | Chancen NRW.* Zugriff am 01.11.2021. Verfügbar unter: https://www.mkffi.nrw/kinderbildungsgesetz

Nentwig-Gesemann, I. & Walther, Bastian &. Thedinga, Minste (Deutsche Kinder-und Jugendstiftung, Hrsg.). (2017). *Kita-Qualität aus Kindersicht- die QuaKi-Studie.* Verfügbar unter: https://kita.rlp.de/fileadmin/kita/01_Themen/08_Qualitaet_und_Evaluation/2017_07_27_QuaKi_Abschlussbericht.pdf

Preissing, Christina & Schneider, Björn. (2012). *Die gute gesunde Kita gestalten. Referenzrahmen zur Qualitätsentwicklung in der gesunden Kita-Für Kita-Träger, Leitungen und pädagogische Mitarbeiter.* Gütersloh.

Prof. Dr. Petra Büker, Bethke, C.; Kordulla, A. & Niggemeier, M. (Mitarbeiter). (2014). *Abschlussbericht Evaluationsstudie im Rahmen des buddy-Modellprojektes: Übergang von Kita in die Grundschule. -Eine qualitative Kinderbefragung-.* Zugriff am 02.11.2021. Verfügbar unter: https://kw.uni-paderborn.de/fileadmin/fakultaet/Institute/erziehungswissenschaft/Grundschulpaedagogik-und-fruehe-Bildung/Projekte/Abschlussbericht_Endfassung_02.02.2015.pdf

Ravens-Sieberer, U., Kaman, A., Otto, C., Adedeji, A., Napp, A.-K., Becker, M. et al. (2021). Seelische Gesundheit und psychische Belastungen von Kindern und Jugendlichen in der ersten Welle der COVID-19-Pandemie – Ergebnisse der COPSY-Studie. *Bundesgesundheitsblatt, Gesundheitsforschung, Gesundheitsschutz* [Mental health and psychological burden of children and adolescents during the first wave of the COVID-19 pandemic-results of the COPSY study]. https://doi.org/10.1007/s00103-021-03291-3

Richter-Kornweitz, A. & Kruse, C. (Bundeszentrale für gesundheitliche Aufklärung, Hrsg.). (2015). *Gesundheitsförderung und Kindertageseinrichtungen.* 33-36.

Robert Koch-Institut. (2020). AdiMon-Themenblatt: Stressbelastung bei Kindern und Jugendlichen. Zugriff am 09.08.2021. Verfügbar unter: https://www.rki.de/DE/Content/Gesundheitsmonitoring/Studien/Adipositas_Monitoring/Psychosoziales/PDF_Themenblatt_Stressbelastung.pdf?__blob=publicationFile

Rübo, J. & Prior, H. (2020). *Gesunde Kinder in der Kita. Handlungswissen für Erzieherinnen* (1. Auflage). Stuttgart: Verlag W. Kohlhammer.

Rüger, U., Blomert, A. F. & Förster, W. (1990). *Coping. Theoretische Konzepte, Forschungsansätze, Meßinstrumente zur Krankheitsbewältigung* (Beiheft zur Zeitschrift für psychosomatische Medizin und Psychoanalyse, Bd. 13). Göttingen: Verl. für Medizin. Psychologie im Verl. Vandenhoeck & Ruprecht.

Ryan, Richard, M. & Deci, Edward, L. (2000). Intrinsic and Extrinsic Motivations: Classic Definitions and New Directions. *Contemporary Educational Psychology, 25*(1), 54–67.

Schmidt, P. (2019). Gesund aufwachsen: Lebenskompetenz, Bewegung, Ernährung im Setting Kita. *Gesellschaft für Versicherungswissenschaft und -gestaltung e.V.* Zugriff am 30.10.2021. Verfügbar unter: https://opus4.kobv.de/opus4-ash/frontdoor/deliver/index/docId/267/file/15-02-Geene_Kliche_Borkowski-Setting_Kita.pdf

Schwarzer, R. (Hrsg.). (1990). *Gesundheitspsychologie. Ein Lehrbuch.* Göttingen: Verl. für Psychologie Hogrefe.

Schwarzer, R. (2000). *Streß, Angst und Handlungsregulation* (4., überarb. Aufl.). Stuttgart, Berlin, Köln: Kohlhammer.

Seiffge-Krenke, I. & Arnold Lohaus (Hrsg.). (2007). *Konzepte zur Stressentstehung und Stressbewältigung.* Göttingen: Hogrefe.

Seiffge-Krenke, I. & Lohaus, A. (Hrsg.). (2007). Göttingen: Bern, Hogrefe.

Statistisches Bundesamt. (2021, 31. August). *Jedes dritte Kind unter 6 Jahren wurde 2020 ganztags betreut.* Zugriff am 18.10.2021. Verfügbar unter: https://www.destatis.de/DE/Presse/Pressemitteilungen/Zahl-der-Woche/2021/PD21_35_p002.html

Unicef.. Konvention über die Rechte des Kindes | UNICEF. Zugriff am 18.10.2021. Verfügbar unter: https://www.unicef.de/blob/194402/3828b8c72fa8129171290d21f3de9c37/d0006-kinderkonvention-neu-data.pdf

Viernickel, S., Fuchs-Rechlin, K., Strehmel, P., Preissing, C., Bensel, J. & Haug-Schnabel, G. (2016). *Qualität für alle. Wissenschaftlich begründete Standards für die Kindertagesbetreuung* (1. Auflage). Freiburg im Breisgau: Verlag Herder. Verfügbar unter: http://nbn-resolving.org/urn:nbn:de:bsz:31-epflicht-1257471

WHO. (1986). Ottawa-Charta zur Gesundheitsförderung, 1986. Zugriff am 18.10.2021. Verfügbar unter: https://www.euro.who.int/__data/assets/pdf_file/0006/129534/Ottawa_Charter_G.pdf

Williamson, D. E., Birmaher, B., Dahl, R. E. & Ryan, N. D. (2005). Stressful life events in anxious and depressed children. *Journal of Child and Adolescent Psychopharmacology, 15*(4), 571–580.

Zukunftsforum Public Health. (2021). *Eine Public-Health-Strategie für Deutschland*. 05. Zugriff am 02.11.2021. Verfügbar unter: https://zukunftsforum-public-health.de/wp-content/uploads/2021/03/ZfPH_PH_Strategie_Policy-Paper.pdf

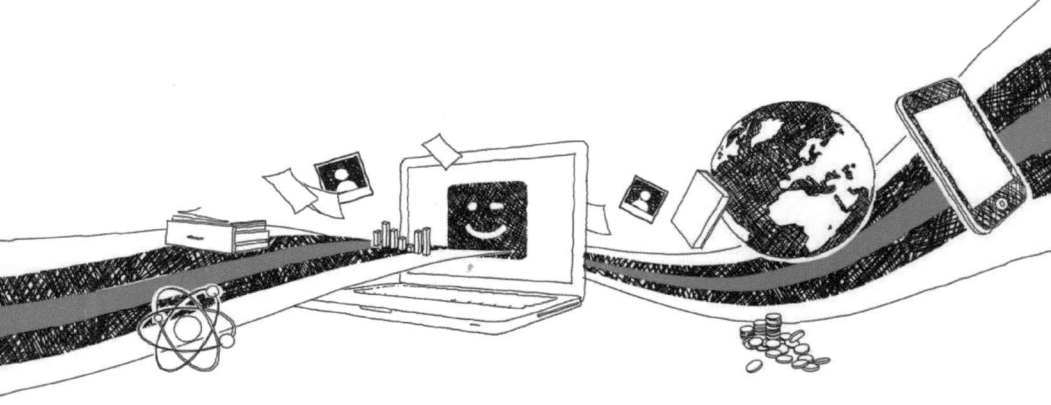
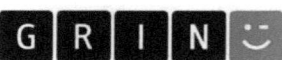